BEI GRIN MACHT SICH IHR WISSEN BEZAHLT

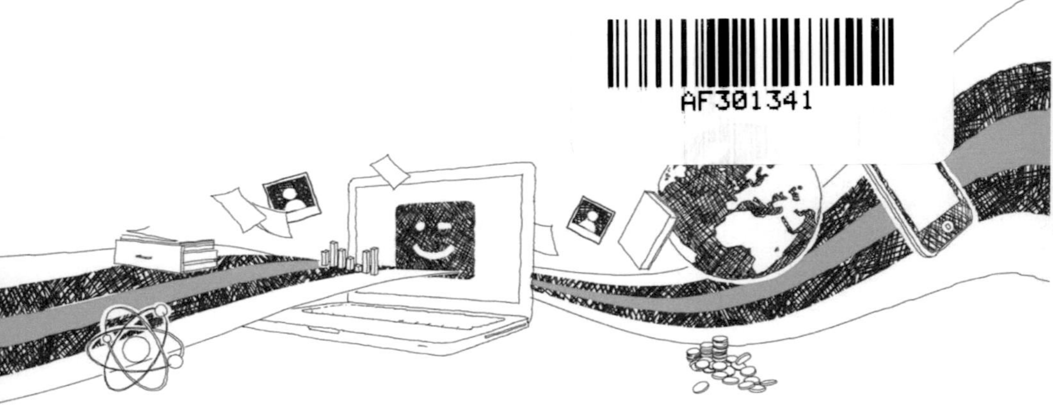

- Wir veröffentlichen Ihre Hausarbeit, Bachelor- und Masterarbeit

- Ihr eigenes eBook und Buch - weltweit in allen wichtigen Shops

- Verdienen Sie an jedem Verkauf

Jetzt bei www.GRIN.com hochladen und kostenlos publizieren

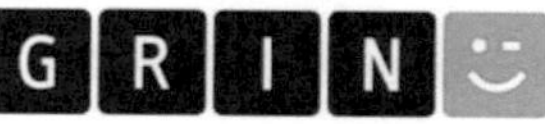

Bibliografische Information der Deutschen Nationalbibliothek:

Die Deutsche Bibliothek verzeichnet diese Publikation in der Deutschen National-
bibliografie; detaillierte bibliografische Daten sind im Internet über http://dnb.d-
nb.de/ abrufbar.

Impressum:

Copyright © 2007 GRIN Verlag, Open Publishing GmbH
Druck und Bindung: Books on Demand GmbH, Norderstedt Germany
ISBN: 9783640613267

Eric Hempel

Terminale Erkrankungen und Intensivtherapie

GRIN Verlag

Terminale Erkrankungen und Intensivtherapie

Eric Hempel

bis 30.06.2006:
Klinik Leezen am Schweriner See
Interdisziplinäres Zentrum zur Rehabilitation Schwerstkranker
Bereich Intensiv-, Notfall-, Schmerz- und Palliativmedizin (INSP)
Wittgensteiner Platz 1
D - 19067 Leezen

seit 01.07.2006:
Klinik für Anästhesie und Intensivtherapie
Städtisches Klinikum Görlitz gGmbH
Girbigsdorfer Strasse 1-3
D – 02828 Görlitz

Terminale Erkrankungen und Intensivtherapie

Der Segen der modernen Hochleistungsmedizin wird zweifelsohne im besonderen Maße in der Intensivmedizin sichtbar. Kaum ein Organsystem, dessen Funktion nicht mittels medikamentöser oder technischer Lösungen unterstützt, intermittierend auch ersetzt werden kann. Selbst im manifesten Multiorganversagen bewirkt der zielgerichtete Einsatz des medizinischen Fortschritts nicht selten eine Zustandsverbesserung bis hin zur Genesung. Dieser Fortschritt ist aber jeweils nur so gut, wie das Wissen und Können der Personen ist, welche ihn einsetzen. Dazu gehören neben fachlich-medizinischen Aspekten auch ethische, rechtliche, soziale und menschliche/ charakterliche Komponenten. Medizinischer Fortschritt wird im materiellen als auch im ideellen Sinne teuer erkauft. Es ist ein gehöriges Maß an Verantwortungsbewusstsein der handelnden Personen notwendig, um den hohen Erwartungen der betroffenen Patienten, ihrer Angehörigen, aber auch des medizinischen und nicht-medizinischen Personals in Bezug auf Anwendung und Behandlungsergebnisse der Intensivmedizin gerecht zu werden. Der Bereich von so genannten terminalen Erkrankungen ist davon besonders betroffen. Emotional geführte Diskussionen prallen auf Sachargumente, Ratio trifft Emotion!

Wenn auch theoretisch jede Diskussion schon vor Beginn geklärt zu sein scheint: spätestens wenn aus dem abstrakten Beispiel ein konkreter medizinischer Behandlungsfall wird, gewinnt die Komplexität und Individualität des Lebens eine ungeahnte Dimension, sprengt sie jede Einfachheit aber auch Logik. Dementsprechend vielschichtig sind auch die Betrachtungsweisen dieser Thematik.

Im Folgenden werden mögliche medizinische Konstellationen vorgestellt, bei denen beide Fakten, eine sog. terminale Erkrankung als auch der Einsatz der Intensivtherapie, auf einander treffen. Anschließend werden exemplarisch Gründe für die Fortsetzung oder Begrenzung von intensivmedizinischen Maßnahmen in Grenzsituationen unter verschiedenen Gesichtspunkten diskutiert. Dabei spielen medizinische Fakten, rechtliche Rahmenbedingungen, soziale Aspekte und ethische Wertvorstellungen eine ebenso wichtige Rolle wie subjektive Faktoren der handelnden Personen.

Im Rahmen einer Begriffsbestimmung wird man über die Bezeichnung „terminale Erkrankung" stolpern. Gemeint ist im Rahmen dieses Beitrags eine Erkrankung, welche mit an Sicherheit grenzender Wahrscheinlichkeit in ihrem natürlichen Krankheitsverlauf zu einem vorzeitigen Lebensende in absehbarer Zeit führen wird. Sich vor Augen haltend, dass der natürliche Verlauf dieser eigentlich tödlichen Erkrankung medizinisch beeinflusst wird, erleichtert den Umgang mit der Thematik.

In welchen Situationen wäre ein Zusammentreffen zwischen terminalen Erkrankungen und einer modernen Intensivtherapie vorstellbar?

Liegt bereits eine terminale Erkrankung vor, kann durchaus die Notwendigkeit einer intensivmedizinischen Behandlung entstehen. Dies wäre der Fall, wenn die Grunderkrankung zwar besteht, die infauste Prognose derselben jedoch zum Zeitpunkt der Aufnahme einer Intensivtherapie nicht bekannt ist. Häufig ist dies im Rahmen der Akutbehandlung von aktuell nicht kontaktierbaren, unbekannten Patienten der Fall, die im Rahmen der Notfallmedizin zur stationären Aufnahme auf eine Intensivstation gelangen.

Beispiel 1: Der 38-jährige Patient Dirk E. gelangte nach Wochen der zunehmenden körperlichen Schwäche im Rahmen einer Atemwegsinfektion zur stationären Aufnahme über die Notaufnahme eines Krankenhauses. Die klinische Situation und die medizinisch-technischen Untersuchungsbefunde ergaben die Diagnose einer ambulant erworbenen Pneumonie. Es erfolgte die intensivmedizinische Behandlung unter anderem mittels Respiratortherapie. In den folgenden Tagen setzte nach mehrmaliger Entfernung des orotrachealen Tubus jedes Mal erneut eine langsam zunehmende respiratorische Insuffizienz mit ausgeprägtem Sekretverhalt ein. Letztlich erfolgte eine weiterführende Diagnostik. Diese ergab als Ursache der rezidivierenden Ateminsuffizienz eine Amyotrophe Lateralsklerose.

Intensivmedizinischer Behandlungsbedarf bei Patienten mit terminalen Erkrankungen entsteht aber nicht nur bei unbekannter infauster Prognose. Die Möglichkeiten der modernen Intensivtherapie haben eine Reihe von operativen Interventionen bei Schwerkranken erst ermöglicht. Besonders im Rahmen der Tumorchirurgie werden mittlerweile Operationen durchgeführt, die betroffenen Patienten auch ohne realistische Heilungschance ein Stück Lebensqualität zurückgeben. Beispielhaft können hier Behandlungen bei entstellenden Tumoren genannt werden. Bei diesen Patienten ist ein operativer Eingriff zur Leidenslinderung nur bei entsprechender intensivmedizinischer Nachbetreuung möglich. Auch eventuelle Komplikationen des Eingriffes werden, soweit möglich, intensivmedizinisch versorgt.

Beispiel 2: Frau Doris L., 46 Jahre alt, erhielt nach Diagnostik eines fortgeschrittenen Karzinoms der linken Kieferhöhle und der Wangenschleimhaut am 26.05.2005 die operative Entfernung des Tumorgewebes mit Oberkieferresektion, Rekonstruktion des Orbitarandes und Neck dissection. Anschließend wurde die Patientin auf der Intensivstation aufgenommen. Nach zunächst nicht möglicher Extubation infolge deutlicher Schwellungstendenz der oberen Atemwege gelang nach wenigen Tagen das Weaning vom Respirator mit anschließender Extubation. Die Patientin wurde am 31.05.2005 auf eine Normalstation des Hauses verlegt. Am 01.06.2005 kam es nachts zu einer plötzlichen Nachblutung aus dem Operationsgebiet. Es wurde eine sichere Blutaspiration und resultierende Hypoxie vermutet. Die Patientin wurde erneut intubiert, kontrolliert beatmet und operativ versorgt. Dabei war auf dem Weg in den Operationstrakt kurzzeitig eine Kompression der A. carotis communis links zur Verringerung der massiven Blutung notwendig. Nach Stabilisierung der Vitalfunktionen während der folgenden intensivmedizinischen Behandlung wurde die Analgosedierung beendet. Bei der Patientin imponierten nun klinisch eine Hemiplegie rechts und eine globale Aphasie. Als morphologisches Korrelat ergab die craniale Computertomographie (CCT) einen Stammganglieninfarkt links.

Es bestehen in der täglichen Praxis auch andere Konstellationen eines Zusammentreffens zwischen terminalen Erkrankungen und Intensivtherapie. Dies trifft vor allem für den intensivmedizinischen Behandlungsbedarf bei sich erst im Verlauf der Therapie entwickelnder infauster Prognose der Grunderkrankung zu.

Beispiel 3: Der 79-jährige Herr Bernhard. F. wurde am 16.03.2004 wegen Teerstuhl in der Inneren Abteilung einer Klinik stationär aufgenommen. Zusätzliche wurde ein akuter Myokardinfarkt gesichert. Es trat ein prolongierter kardialer Schock bei schwer gestörter linksventrikulärer Pumpfunktion auf. Der Patient wurde nach Verlegung an ein Universitätsklinikum einer percutanen Koronarintervention unterzogen. Anschließend erfolgte bei fortbestehendem low cardiac output die intensivmedizinische Versorgung mit einer differenzierten, hochdosierten Katecholamintherapie, einer Respiratortherapie sowie der Anlage einer intraaortalen Ballongegenpulsation (IABP). Bei akutem prärenalem Nierenversagen wurde ein kontinuierliches Nierenersatzverfahren angewandt. Nach weiteren interventionspflichtigen Komplikationen lag die Endsituation einer schweren Herzinsuffizienz, eines rezidivierenden Nierenversagens und konsekutiv einer respiratorischen Insuffizienz vor. Katecholamin-, Respirator- und Nierenersatzbehandlungen wurden wiederholt eingesetzt. Phasen ohne mindestens eines der genannten Verfahren bestanden nicht mehr. Der Patient ist bewusstseinsklar sowie uneingeschränkt kritik- und entscheidungsfähig.

Eine weitere Situation ergibt sich, wenn aufgrund eines nicht infaust prognostizierten Krankheitsbildes bereits eine Intensivtherapie erfolgreich durchgeführt wird und in der Genesungsphase eine Neuerkrankung einsetzt, welche in kürzester Zeit lebensbegrenzend sein wird.
Beispiel 4: Johannes B. wurde im Alter von 83 Jahren im August 2003 an einem kleinen meningothelialen Meningeom WHO-Grad I operiert. Dies war trotz verschiedener kardio-vaskulärer Vorerkrankungen mittlerweile seine fünfte Operation innerhalb der letzten 10 Jahre. Der postoperative Verlauf war komplikationsfrei. Am Tag der Entlassung von der Intensivstation kam es zu einer plötzlichen Vigilanzminderung und begleitenden Oxygenierungsstörungen. Der Patient zeigte einen Herdblick nach links und eine Hemiparese rechts. In der sofort eingeleiteten radiologischen Diagnostik konnte keine cerebrale Ischämie gefunden und eine intrakranielle Blutung ausgeschlossen werden. Bei zunehmender Symptomatik mit Schluckstörung und stattgehabten Aspirationen wurde eine Intubation und Respiratortherapie eingeleitet. Eine rechtsseitige Pneumonie wurde diagnostiziert und behandelt. Die anschließend durchgeführte CCT-Kontrolle bestätigte nun den klinischen Befund. Es zeigte sich eine komplette supratentorielle cerebrale Ischämie, eine zusätzliche Subarachnoidalblutung mit Einbruch in das Ventrikelsystem sowie vollständig aufgebrauchte äußere und innere Liquorräume.

Zusammentreffen zwischen terminalen Erkrankungen und Intensivtherapie

intensivmedizinischer Behandlungsbedarf bei <u>vorbestehender</u> terminaler Erkrankung und
- a) unbekannter infauster Prognose (z. B. im Rahmen der Akutbehandlung)
- b) bekannter infauster Prognose (z. B. postinterventionell)

intensivmedizinischer Behandlungsbedarf bei sich entwickelnder infauster Prognose durch
- a) Verlauf der Grunderkrankung
- b) Neuerkrankung

Ermittlung von intensivmedizinischen Therapiezielen bei terminalen Erkrankungen

In Zusammenschau der dargestellten Situationen ergeben sich vielfältige Fragen. Diese betreffen den medizinischen, ethischen, sozialen und auch rechtlichen Rahmen von durchgeführten oder auch unterlassenen Therapien im Zuge der intensivmedizinischen Behandlung. Sinnvoll ist es durchaus zu bedenken, dass jede medizinische Behandlung nicht dem Selbstzweck dient, stur und unkritisch einem Automatismus folgt. Dies ist in Zeiten von clinical pathways, leitliniengerechten Therapien und Standardisierungen nicht immer selbstverständlich. Trotzdem sollten sich sowohl Gedanken zur Therapiebegrenzung [Brody et al. 1997] als auch zur Therapiefortsetzung eher am angestrebten Ziel als am eingeschlagenen Weg orientieren. Somit kommt der Ermittlung des Therapieziels größte Bedeutung zu.
Steht nach dem Wissensstand der Behandelnden eine terminale Erkrankung fest, so haben sich die folgenden Therapien nicht nur am medizinisch Möglichen sondern vor allem an den bekannten Einstellungen und Wünschen von Menschen am Ende des

Lebens zu orientieren. Neben der Schmerzfreiheit sind hier beispielsweise die Nähe zu den sozialen Bezugspersonen, die Wachheit mit klarem Bewusstsein im Sinne eines „die Kontrolle behalten", die Ordnung der finanziellen Verhältnisse sowie die Lösung von Konflikten zu nennen [Steinhauser et al. 2000].

Wünsche am Ende des Lebens

1. Schmerzfreiheit
2. den Frieden mit Gott finden
3. bei der Familie sein
4. bei klarem Bewusstsein bleiben
5. Behandlungswünsche sind erfüllt
6. Finanzen geordnet haben
7. ein lebenswertes Leben haben
8. gelöste Konflikte
9. Sterben zu Hause

nach [Steinhauser et al. 2000]

Beispiel 5 (1): Manfred M., 54 Jahre alt, erkrankte 2001 an einer motorischen Systemerkrankung mit Befall des 2. Motoneurons und des peripheren Nervensystems. Es lagen eine hochgradige Tetraparese, eine respiratorische Insuffizienz und eine Dysphagie vor. Die Respiratortherapie und eine Tracheotomie wurden ohne Aufklärung des Patienten über sein Krankheitsbild und ohne Angebot von palliativmedizinisch orientierten Behandlungsalternativen vorgenommen. Die verbale Kommunikation erlernte er wieder unter der volumenkontrollierten Beatmung durch Schaffung eines Bypasses für die Exspirationsluft an der Trachealkanüle vorbei. Nach der anschließenden, mehrzeitigen Aufklärung des Patienten über die infauste Prognose seiner Erkrankung wurde die Zielsetzung der intensivmedizinischen Betreuung neu definiert. Nach einer ausführlichen Befragung über die eigenen Wünsche gab der Patient nur ein für ihn akzeptables Ziel an: „Ich möchte um jeden Preis der Welt nach Hause!". Dies wurde nach umfangreichen Vorbereitungen realisiert. Eine weitererführende Diskussion über zukünftige Behandlungsziele sowie vor allem über die möglichen Grenzen dieser Therapien lehnte er ab. Ein zweiter Gesprächsversuch zu diesem Thema wurde nicht mehr umgesetzt.

Der Umgang mit dem Selbstbestimmungsrecht von Menschen

Ein wesentlicher Bestandteil der Entscheidungsfindung pro oder contra eine intensivmedizinische Weiterbehandlung basiert auf dem Grundsatz des Selbstbestimmungsrechts von Menschen [Köhler 2005]. Dies entspricht den Grundprinzipien der modernen Medizinethik [Beauchamps und Childress 1994]. Allerdings setzt das den entscheidungs- und kritikfähigen Patienten voraus, der in der Lage ist, sein Selbstbestimmungsrecht wahrzunehmen und der im Sinne eines sog. informed consent [zitiert nach: Mitscherlich und Mielke 1960] umfangreich über die Therapie sowie deren Alternativen informiert wurde. Anderenfalls hat die Ermittlung des mutmaßlichen Patientenwillens in einer konkreten Behandlungssituation zu erfolgen.

In der täglichen Praxis der Intensivmedizin liegen nicht die klaren „Retortenbedingungen" vor, unter denen Gespräche mit Patienten und Angehörigen über eine infauste Prognose von Erkrankungen völlig selbstverständlich und unproblematisch durchgeführt werden. So ist zu erklären, warum trotz einer geradezu drängenden Notwendigkeit zur Kommunikation über diese Thematik noch immer kommunikations- und entscheidungsfähige Patienten mit terminalen Erkrankungen auf Intensivstationen behandelt werden, ohne dass ein Gespräch darüber geführt wird.

Beispiel 5 (2): Manfred M wurde nach der Entlassung auf eigenen Wunsch aus der stationären Behandlung nach Hause seitdem dort betreut. Es wurden mehrfache Krankenhausaufenthalte auf Intensivstationen bei Behandlungskomplikationen seitdem notwendig. Auch da wurde kein Gespräch mehr über den Willen des Patienten betreffend einer möglichen Therapiebegrenzung ab einem bestimmten Zeitpunkt geführt. In einer Meldung an einen vorbehandelnden Arzt schreibt die Ehefrau des Patienten im Januar 2005, dass Manfred M. mittlerweile bis auf eine gelegentliche Steuerung seiner Tränen zu keinerlei Kommunikation mehr in der Lage sei. Sie äußert ihr tiefes Bedauern und ihre Verzweiflung darüber, dass sie ihren Mann zu einem Verdrängen der Frage nach einer etwaigen Behandlungsbegrenzung ermutigt habe. Auch habe sie die behandelnden Ärzte und Pflegekräfte gebeten, Gespräche diesbezüglich zu vermeiden.

Um Patienten die Wahrnehmung ihres Selbstbestimmungsrechts zu ermöglichen, sind formale Aspekte aus Medizin, Recht und Ethik zu bedenken. Hauptsächlich jedoch hat der Prozess der Kommunikation einer solchen Thematik einzusetzen. Dazu sind verschiedene Fähigkeiten der Behandelnden notwendig. Es muss also erst einmal das Rüstzeug für Kommunikationen vorhanden sein.

Andererseits darf zu Recht die Frage nach einem gewissen Quäntchen Paternalismus im Sinne von „Verantwortung mit tragen" gestellt werden. Wo die Grenzen zwischen Fürsorge und Fremdbestimmung liegen, ist dabei schwerlich anzugeben. Ob allerdings der Intensivpatient, vor allem mit einer terminalen Erkrankung, jederzeit situationsbezogen in der Lage ist, sein Recht auf Autonomie und Selbstbestimmung wahrzunehmen [Bauer 2001]?

Vorausverfügungen für Grenzsituationen des Lebens als Form der Selbstbestimmung

Im Zusammenhang mit der Bekundung des eigenen Willens auch in Bezug auf medizinische Maßnahmen wird auf die verschiedenen Möglichkeiten der Vorausverfügungen als Form der Selbstbestimmung verwiesen.

Eine Patientenverfügung ist die Willensäußerung eines einsichts-, kritik- und urteilsfähigen Menschen für bestimmte Lebenssituationen (z. B. für den Fall einer Äußerungs- bzw. Einwilligungsunfähigkeit), bei der eine Festlegung des zukünftigen medizinischen Behandlungsumfangs erfolgt. Sie kann in schriftlicher oder mündlicher Form erfolgen. Anzuraten ist am ehesten die handschriftliche Abfassung dieser Erklärung. Als Inhalt sollten neben den administrativen Angaben zum Verfasser und zum Zeitpunkt sowie Ort der Erstellung Angaben über vorherige Krankheiten, Lebenseinstellungen, religiöse Überzeugung und eigene Wertvorstellungen enthalten sein. Die Situationen, für die eine Patientenverfügung gelten soll, z. B. die Sterbephase, nicht aufhaltbare schwere Leiden, der dauernde Verlust der Kommunikationsfähigkeit, sind anzugeben. Die in Betracht kommenden, erwünschten und zu unterlassenden medizinischen Behandlungsmaßnahmen sind mit den Worten des Verfassers oder des medizinischen Beraters zu benennen. Dabei sind allgemeine Formulierungen wenig hilfreich, den wirklichen Willen des Patienten zu verdeutlichen. Je konkreter und krankheitsbezogener die Schilderungen sind und je zeitnaher die Abfassung bestätigt wird, desto wertvoller ist solch eine Patientenverfügung als Instrument zur Ermittlung und Beurteilung des Patientenwillens. Die Notwendigkeit andauernder und schwerwiegender Behandlungen (z. B. Beatmung, Dialyse, künstliche Ernährung,

Transfusion, Antibiotika) sollte ebenso erwähnt werden wie die eigene Meinung dazu, nach welchem Zeitraum lebensverlängernde Maßnahmen eingestellt werden sollen. Sollen schmerzlindernde Mittel verabreicht werden, auch wenn dadurch die Lebenszeit verkürzt würde? Praktisch umsetzbar ist vor allem eine Abfassung der Verfügung, bei der die Gedankengänge nachvollziehbar werden und bei der der Entscheidungsprozess verdeutlicht wird.

Eine Betreuungsverfügung nach dem Betreuungsgesetz regelt für den Fall einer zukünftigen Betreuungsbedürftigkeit anhand eines schriftlichen Vorschlags zur Person des potentiellen Betreuers oder zum Aufgabenumfang die Handlungen der Gerichtsbarkeit. Dabei sind die Vorschläge für das Gericht grundsätzlich verbindlich.

Eine weitere Form der Vorausverfügung stellt die Vorsorgevollmacht dar. Sie sollte möglichst schriftlich, ob mit Computer, per Hand oder als Vordruck abgefasst werden. Zwingend ist die schriftliche Form erforderlich, wenn der Inhalt sich auch auf die Entscheidung bei Maßnahmen mit möglicher Lebensgefahr oder beim Verzicht auf Lebenserhaltung erstreckt. Im Rahmen einer Vorsorgevollmacht wird die Benennung einer Person des eigenen Vertrauens als Bevollmächtigte für den Fall der eigenen Entscheidungsunfähigkeit für verschiedene Aufgabenbereiche vorgenommen. Somit muss nicht erst vom Vormundschaftsgericht ein Interessenvertreter des Patienten nach dem Betreuungsgesetz bestellt werden. Die bevollmächtigte Person kann sofort für den Vollmachtgeber handeln. Auch Gesundheitsangelegenheiten können mit in die Vollmacht eingeschlossen werden (§ 1904 Abs. 2 BGB). Probleme sollen aber auch erwähnt werden. Eine Vorsorgevollmacht stellt jeweils eine Angelegenheit höchsten Vertrauens zwischen den Personen dar. Die bevollmächtigte Person ist dementsprechend auszuwählen und muss auch bereit zur möglichen Übernahme der damit verbundenen Verantwortung sein. Ein weiteres Problem stellt die gelegentlich eingeschränkte Akzeptanz einer solchen Vorsorgevollmacht, vor allem bei Kreditinstituten und Behörden, dar. Dies ist bei der Beratung von Patienten und der Abfassung zu berücksichtigen.

Um Fallen bei der Erstellung von Vorausverfügungen zu vermeiden haben sich einige wenige, aber grundsätzliche Vorgehensweisen bewährt. In den Vorgesprächen sind die genannten Inhalte festzulegen. Sowohl eine juristische als auch eine medizinische Beratung sollte unseren Patienten vor der Abfassung zuteil werden. Sinnvoll ist eine Kombination von Patientenverfügung, Betreuungsverfügung und Vorsorgevollmacht, wobei letztere dann möglicher Weise gleich noch auf eine notarielle Generalvollmacht erweitert werden sollte. Formulare stellen keine Ideallösung dar, sind aber in der Intensivmedizin zur Vereinfachung der - vor allem non-verbalen - Kommunikation, geeignet.

Wertvolle und vor allem verständliche Informationen sind einer regelmäßig aktualisierten Broschüre des Bayerischen Justizministeriums zu entnehmen.

Wurde der Schritt vollzogen, mit einem Intensivpatienten mit einer terminalen Erkrankung eine Willensbekundung bezüglich der weiteren medizinischen Vorgehensweise abzufassen, darf dann auch nicht die unter Umständen erstaunliche Offenheit erschrecken.

Beispiel 6: Bei Herrn Siegfried T. erfolgte im Juli 2005 die operative Versorgung eines Mundboden-Karzinoms. Es wurde eine ausgedehnte Tumorresektion mit Neck dissection und Jejunum-Interponat durchgeführt. Postoperativ traten multiple Komplikationen auf, z. B. Nachblutungen, mehrfache Sepsis-Zustände, akute Niereninsuffizienz, Cholezystitis, ARDS und prolongierte respiratorische Insuffizienz mit Langzeitbeatmung. Im Verlauf einer 4-monatigen Intensivtherapie wurde eine Wiederherstellung aller Vitalfunktionen ohne medizinische Unterstützung erreicht. Der

Patient erlernte viele für Gesunde selbstverständliche Handlungen des täglichen Lebens neu. Darunter die verbale Kommunikation, die natürliche Nahrungsaufnahme und die ungehinderte Motorik für Tätigkeiten und Bewegungen. Während der intensivmedizinischen Behandlung wurde die Diskussion über eine Patientenverfügung begonnenen, welche direkt nach Entlassung von der Intensivstation auch schriftlich formuliert wurde. Herr T. lehnte, trotz der erfolgreich abgeschlossenen Intensivtherapie, für die Zukunft einen nochmaligen Einsatz selbiger Maßnahmen konsequent ab. Konkret gab er an, dass der Zustand von krankheits- und medikamentenbedingten Bewusstseinsveränderungen, das Ausgeliefertsein gegenüber Manipulationen jeglicher Art ebenso wie die vollständige motorische Hilflosigkeit beim Essen, beim Stuhlgang, bei Bewegungen für ihn eine unerträgliche Erniedrigung dargestellt haben. Weiterhin erklärte er, dass der Verzicht auf die menschlichen Grundbedürfnisse, wie natürliches Essen, Trinken, Atmen oder Sprechen nicht noch ein zweites Mal zu ertragen wäre.

Grenzen der Behandlungspflicht am Ende des Lebens aus rechtlicher Sicht

Neben den dezidierten Vorstellungen von Patienten und den mehr oder weniger präzise formulierten Willensbekundungen über eine mögliche Durchführung oder Begrenzung intensivmedizinischer Maßnahmen bei terminalen Erkrankungen existieren ungenauere Grenzsituationen. Wohl am häufigsten erfolgen Behandlungen nach dem mutmaßlichen Patientenwillen bei bis dato unbekannten Patienten. Somit liegen meist wenig oder keine Hinweise auf eine wirkliche Ausrichtung des Patientenwillens vor. Entscheidungen für oder gegen eine intensivmedizinische Behandlung müssen sich somit auch bei terminalen Erkrankungen an allgemeinen Kriterien orientieren. Trotzdem spielt der konkrete Behandlungsfall eine ausschlaggebende Rolle. Die geltenden rechtlichen Rahmenbedingungen sind publiziert worden. Sie basieren vor allen auf richterlicher Rechtsprechung, meist Entscheidungen des Bundesgerichtshofes in Strafsachen (BGHSt). Zusammengefasst können folgende rechtlichen Maßstäbe für Grenzen der Behandlungspflicht am Ende des Lebens Ärzten in Entscheidungssituationen zur Orientierung dienen [Ulsenheimer 2002]:

- Es gilt bei prinzipieller Unantastbarkeit fremden Lebens, dass die vom Arzt zu leistende Hilfe auf die Erhaltung des Lebens auszurichten ist, solange bei vorliegendem terminalen Krankheitsbild eine Aussicht auf Besserung besteht.
- Es gibt keine Rechtsverpflichtung zur Erhaltung erlöschenden Lebens. Im Einzelfall entscheiden Achtung von Leben und Menschenwürde, auch Würde im Sterben, über die Grenzen der Behandlungspflicht.
- Oberste Priorität bei allen Entscheidungen besitzt das grundsätzliche freie Bestimmungsrecht des Menschen über seinen Körper. Dies begrenzt bei Verweigerung einer Behandlung auch ärztliche Behandlungsechte und -pflichten zur Lebenserhaltung.
- Die aktive Unterstützung der eigenverantwortlich gewollten und verwirklichten Selbsttötung ist aus strafrechtlicher Sicht als straflos einzuschätzen. Die berufsrechtliche Unzulässigkeit derselben für Ärzte wird aber noch einmal ausdrücklich hervorgehoben. Allerdings muss eine erforderliche und zumutbare Hilfe bei einem Unglücksfall, als der ein Selbstmord strafrechtlich angesehen wird, erfolgen.
- Bei allen Entscheidungen in Grenzsituationen wird als eigentlicher Maßstab immer wieder der geäußerte oder ermittelte mutmaßliche Patientenwille angesetzt. Dessen Erforschung kommt die entscheidende Bedeutung zu. Verschiedene Hinweise, unter anderem auch eine vorliegende Willensbekundung, sind in die Erforschung einzubeziehen.

- Lässt sich trotz vielfältiger Anstrengungen und sorgfältiger Prüfung der mutmaßliche Wille eines Patienten in den betreffenden Entscheidungssituationen nicht ermitteln, erlangen die allgemeinen Wertvorstellungen der Gesellschaft als Kriterien Bedeutung. Es wird in einer BGH-Entscheidung aus dem Jahr 1994 auf den Vorrang des Lebensschutzes in Zweifelsfällen verwiesen.

Weiterhin geben medizinische Fachgesellschaften ihren Mitgliedern Instrumente zur Entscheidungshilfe an die Hand. Beispielsweise enthalten die Leitlinien der Deutschen Gesellschaft für Anästhesiologie und Intensivmedizin (DGAI) praxisnahe und verständliche Hinweise über die Grenzen der intensivmedizinischen Behandlungspflicht [DGAI 1999].

Einflüsse auf medizinische Entscheidungen zur Behandlungsbegrenzung
Jede Entscheidung über die Durchführung, die Begrenzung oder den Abbruch einer intensivmedizinischen Behandlung ist letztendlich eine sehr individuelle Einzelfallentscheidung des Behandlungsteams. In der Diskussion um eine solche Entscheidung werden vielfältige Themen berührt und viele Fragen aufgeworfen. Eine wesentliche Frage dabei ist, ob für genau diesen einen Patienten in genau dieser konkreten Situation die Lebensverlängerung mit einer Leidensverlängerung gleichzusetzen ist. Im Umkehrschluss liegt natürlich die Frage nahe, ob die Verkürzung von Leiden mit einer sicheren Lebensverkürzung einhergeht. Wenn sich zeigt, dass eine Leidenslinderung um jeden Preis indiziert ist, gilt es herauszufinden, ob dies mittels einer Behandlungsbegrenzung wirklich erreicht werden kann. Gleichzeitig ist es wichtig, dass ein Bewusstsein dafür entsteht, die Begrenzung intensivmedizinischer Behandlungsmaßnahmen als Therapieerweiterung im globalen medizinischen Sinne zu erkennen. Jetzt ist es indiziert, das bisherige Vorgehen um ein palliativmedizinisch orientiertes Handeln zu erweitern oder es zu ersetzen.
Verantwortung für die Entscheidungsfindung, für die Umsetzung der Entscheidung und möglicher Weise auch deren dynamische Anpassung an sich verändernde klinische Situationen übernimmt der behandelnde Arzt. Je besser dieser über allgemeine Beweggründe und Probleme bei Entscheidungsfindungen und -umsetzungen informiert ist, desto eher gelingen diese Prozesse im eigenen Arbeitsalltag.

Was beeinflusst ärztliche Entscheidungen und Handlungen? Sind es medizinische Fakten, eigene Wertvorstellungen und Gefühle oder gar gesellschaftliche Werte und Zwänge?
Biologische Daten von Patienten und medizinische Fakten bewirken einen Einfluss auf medizinische Entscheidungen zur Behandlungsbegrenzung. Auch sehr alte Menschen profitieren trotz einer erhöhten Komorbidität und Mortalität von einer Intensivtherapie [Reiger et al. 2003]. Andererseits ist anerkannt, dass in der individuellen Entscheidungsfindung einer Intensivtherapie das Lebensalter als ein eigenständiges Risiko neben anderen Faktoren zu berücksichtigen und mit Patienten zu kommunizieren ist [Schuster 1999]. Dabei wird vor allem auf das geschätzte biologische Alter verwiesen. Bei der Prognoseeinschätzung verschiedener Krankheitsbilder wird der Einfluss des Faktors Alter unterschiedlich gewertet. Wird aber eine infauste Prognose des Krankheitsverlaufes angenommen, so ist ein hohes Lebensalter sehr wohl ein, wenn auch nicht das entscheidende Kriterium für die intensivmedizinische Therapiebegrenzung [Sprung et al. 2003]. Unabhängig vom Patientenalter ist die Prognose einer Grunderkrankung per se ein bedeutsamer Fakt bei der Entscheidungsfindung zum Beenden einer intensivmedizinischen Behandlung. Hervorzuheben sind dabei fortgeschrittene maligne Tumorerkrankungen, AIDS,

irreversible schwerste Erkrankungen des Zentralnervensystems sowie die Kombination mehrerer schwerer Organinsuffizienzen [Dlubis-Dach et al. 2001, Sprung et al. 2003]. Sind dagegen Ängste berechtigt, dass zukünftige lebensbegrenzende Entscheidungen anhand von Scoring-Systeme und anderen Messinstrumenten sozusagen automatisch getroffen werden? Für ein Gesamtkollektiv von Patienten können anhand verschiedener Messinstrumente Durchschnittswerte für die Erstellung einer Prognose bestimmt werden. Für Aussagen zu einer individuellen Prognose jedoch sind sie nicht geeignet. [Lynn et al. 1997].

Wenn die patientenbezogenen biologischen Daten und medizinischen Fakten nicht allein die Entscheidungen zur Behandlungsbegrenzung im Rahmen der Intensivtherapie beeinflussen, welche Aspekte sind es dann? Institutionelle Rahmenbedingungen sind hier vor allem zu vermerken. Dazu gehören die Größe und Versorgungsstruktur einer Klinik. Beispielsweise bestehen Korrelationen zwischen der Tätigkeit an einer Universitätsklinik und der Befürwortung einer maximal lebensverlängernden Therapie [Dlubis-Dach et al. 2001]. Ähnliche Bedeutung wird der jeweiligen Fachrichtung des entscheidenden Arztes zugeschrieben [Wehkamp 1997]. Selbst die soziale Situation des Kranken wird in der Realität von medizinischen Entscheidungen in Grenzsituationen als Kriterium nicht vollständig ausgeschlossen [Wehkamp 1998 und 2004]. Der Umstand der „verdeckten Rationierung" medizinischer Leistungen macht auch vor der Intensivmedizin, erst recht nicht bei terminalen Erkrankungen, halt. Anonyme Befragungen von Ärzten, Pflegekräften und Therapeuten anderer Berufsgruppen haben auch den sozialen Bezug zu Patienten, beispielsweise die Sympathie oder die persönliche Nähe, als Einflussfaktoren bei den Fragen nach Intensivierung und Beendigung lebenserhaltender Maßnahmen verdeutlicht. Individuelle Merkmale der Entscheidungsträger und der Handelnden bei Entscheidungen zur Therapiebegrenzung auf Intensivstationen sind nicht zu verleugnen [Dlubis-Dach et al. 2001, Sprung et al. 2003]. Hervorgehoben wird zum Beispiel die Religionszugehörigkeit der behandelnden Ärzte. Zwar kann der Begriff der Religionszugehörigkeit in seiner praktischen Erfüllung nicht interpretiert werden. Allein der Umstand, dass solch ein Kriterium überhaupt einen nachweisbaren Einfluss auf Entscheidungen ausübt, verdeutlicht die Subjektivität von Entscheidungsprozessen. Weniger sicher, aber trotzdem nicht zu vernachlässigen, sind weitere subjektive Faktoren: Dazu gehören berufliche Aspekte, wie die Qualifikation und Erfahrung von Medizinern, sowie menschliche Konditionen, wie Charaktereigenschaften, Persönlichkeit, Lebenseinstellungen oder Geschlecht.

Einflüsse auf medizinische Entscheidungen zur Behandlungsbegrenzung

biologische Daten und medizinische Fakten bezüglich von Patienten
- Alter (biologisch, kalendarisch)
- Haupt- und Begleiterkrankungen sowie deren Prognosen
- Score-Systeme und Parameter?

nicht-medizinische Aspekte (Patienten und Behandelnde)
- institutionelle Rahmenbedingungen der Behandelnden
- soziale Faktoren
- individuelle Merkmale der Entscheidungsträger und Handelnden

---

Bei der Entscheidungsfindung zur Therapiebegrenzung in der Intensivmedizin haben sich also neben rein medizinischen Faktoren ebenso subjektive Aspekte als bedeutsam herausgestellt. Das bedeutet: bisher existieren weder ein verbindliches medizinisches Vorgehen noch einheitliche, allgemein akzeptierte ethische Kriterien. Mit diesem

Wissen erlangt die Erstellung zumindest klinikeinheitlicher Entscheidungswege eine erhöhte Bedeutung.

Theoretisches Wissen und praktische Einzelfallentscheidung

Mit all dem Wissen aus Untersuchungen und Befragungen über Patientenwünsche, über medizinische Fakten von Erkrankungen und über theoretische Entscheidungswege in Grenzsituationen zwischen Leben und Tod auf Intensivstationen gewappnet, bleibt doch für jeden Mediziner die konkrete Einzelfallentscheidung eine rationale wie emotionale Ausnahmesituation.

Beispiel 7(1): Der 57-jährige Hans-Joachim S. erfuhr 1986 erstmals von seiner Erkrankung an einer Multiplen Sklerose. In den folgenden Jahren verlief die Erkrankung progredient, bis im Jahre 2004 eine schwerste Schädigung des Patienten vorlag, die sich in einer ausgeprägter Spastik der unteren Extremitäten und des linken Armes sowie ausgedehnten Drucknekrosen in Leisten und Kniekehlen sowie an Hüften und Fersen mit teilweise freiliegenden Muskeln und Sehnen äußerte. Mehrfache operative Interventionen zur Defektdeckung der Ulzerationen mit anschließender intensivmedizinischer Betreuung sowie Versuche einer invasiven Schmerztherapie mittels kontinuierlicher intrathekaler Medikamentenapplikation scheiterten. Zusätzlich traten Harnwegs-, Atemwegs- und Wundinfektionen auf. Diese wurden mehrfach gezielt mit Antibiotika therapiert. Die begleitenden Symptome der Entzündungen mit septischem Verlauf wurden entsprechend intensivmedizinisch behandelt. Durch wiederholte Bronchoskopien konnte eine Ateminsuffizienz mit Respiratortherapie vermieden werden. Im Verlauf der Behandlung wurden mehrfach ausgedehnte Gespräche mit Herrn S. zur Ermittlung des Patientenwillens bei Fortschreiten der Grunderkrankung geführt. Der Patient betonte in diesen Gesprächen, dass er ab einem von ihm geäußerten Zeitpunkt keine weiterführenden medizinischen Maßnahmen, wie zum Beispiel die Durchführung einer künstlichen Nahrungs- und Flüssigkeitsgabe, mehr als sinnvoll erachte. Besonders galt dies für intensivtherapeutische Maßnahmen, wie beispielsweise Atemwegssicherung, Beatmungstherapie und Nierenersatzverfahren. Ihm war bewusst, dass die neurologische Grunderkrankung ein Endstadium erreicht hatte. Er gab zum Ausdruck, dass intensivtherapeutische Maßnahmen für ihn dann eine Leidensverlängerung bedeuten. Die zur suffizienten Analgesie seit mehreren Wochen notwendige medikamentöse Behandlung mit hohen Opioid-Dosierungen wollte er ausdrücklich weitergeführt wissen. Im Rahmen einer erneuten Infektion mit allgemeiner Zustandsverschlechterung wünschte der Patient Ende September 2004, von seiner Familie Abschied zu nehmen und noch zwei wichtige persönliche Angelegenheiten zu regeln, um dann dem Ende des Lebens entgegen zu gehen. Das medizinische Procedere erfolgte wie von Herrn S. ausdrücklich erwünscht. Es traten eine Vigilanzminderung sowie eine zunehmende kardio-pulmonale Insuffizienz ein. In einem Arztgespräch innerhalb einer Wachheitsphase sagte er, für die Behandelnden völlig unerwartet, dass er unbedingt noch einige Tage am Leben bleiben möchte, noch nicht bereit sei zum Sterben.

Der eigentlich so sicher geglaubte Übergang von der intensivmedizinisch geprägten in eine palliativmedizinisch ausgerichtete Weiterbetreuung wird plötzlich vom Patienten nicht mehr mitgetragen. Früher festgelegtes Vorgehen wird widerrufen. Der bereits initiierte Weg der Sterbebegleitung wird unterbrochen. Diese Situation ist in keinem Algorithmus von Entscheidungen, ob aus medizinischer, ethischer oder rechtlicher Sicht, vorgesehen. Die alltägliche Realität ist komplex, dynamisch und individuell. Theoretische Abhandlungen helfen, dies zu verstehen.

Menschen treffen Entscheidungen und widerrufen sie vielleicht. Dies betrifft in den Grenzsituationen des Lebens Patienten ebenso wie behandelnde Mediziner.

Gegenseitiger Respekt und Vertrauen sind Grundlagen eines medizinischen Behandlungsverhältnisses. Das beinhaltet auch die Möglichkeit des Widerrufs oder der Änderung von Entscheidungen.

Beispiel 7(2): Herr S. erhielt seinem geäußerten Lebenswillen entsprechend für wenige Tage eine parenterale Flüssigkeits- und Nahrungssubstitution sowie weitere symptomatische Behandlungen. Er erholte sich kurzzeitig, erlangte wieder vollständig sein Bewusstsein und nahm auf natürlichem Weg Nahrung sowie Flüssigkeit zu sich. In den nächsten Tagen bereitete er sich mental auf sein Lebensende vor. Es wurde eine Sterbebegleitung durch Familienangehörige und Klinikmitarbeiter durchgeführt. Am 14.10.2004 verstarb Herr S. an einer kardiopulmonalen Insuffizienz im Rahmen seiner Grunderkrankungen und deren Komplikationen.

Fazit

Ärzte, die in ein Spannungsfeld zwischen terminalen Erkrankungen und der Durchführung intensivmedizinischer Maßnahmen geraten, sollten folgende grundlegenden und gleichwertigen ethischen Prinzipien kennen und sich von ihnen leiten lassen: vom Respekt vor der Person, vom Willen, Gutes zu tun und nicht zu schaden sowie vom Prinzip der Gerechtigkeit [Beauchamps und Childress 1994].

Grundprinzipien der modernen Medizinethik

- Autonomie
- Benefizienz
- Non-Malefizienz
- Gerechtigkeit

nach [Beauchamps und Childress 1994]

Je nach den Umständen werden diese Prinzipien in der Anwendung allerdings verschieden gewichtet. Deshalb wird es bisweilen unterschiedliche Entscheidungen und Handlungsweisen geben.

Grundsätzlich muss der Polemik widersprochen werden, dass sich moderne Medizin und angewandte Humanität am Lebensende per se ausschließen. Intensivmedizin bedeutet nicht ein fremdbestimmtes Leben ohne die Möglichkeit eines natürlichen Endes. Im Zusammentreffen von Intensivtherapie und terminalen Erkrankungen gilt: Behandlungsversuche schaffen zwar Gewissheit und ein Verzicht lässt einen möglichen Nutzen ungewiss. Jedoch sind einzelne Therapieverfahren nicht wegweisend, sondern die Intention der Behandlung, das Ziel mit seinem individuellen Nutzwert für den Patienten.

Überlegungen zur Therapiebegrenzung werden regelhaft erst im Verlauf einer intensivmedizinischen "Patientenkarriere" angestellt. Selten erfolgt bereits bei der Krankenhausaufnahme oder bei der Vorbereitung zu Interventionen die Kommunikation mit Patienten über diesen Grenzbereich der medizinischen Behandlungen. Konsequenz könnte ein veränderter Umgang bei der Feststellung des Patientenwillens für solche Situationen sein. Die Erarbeitung von Willensbekundungen mit den Patienten und ein verbessertes Informationssystem darüber bieten sich an [Fangerau et al. 2003].

Entscheidungen über eine Begrenzung intensivmedizinischer Behandlungsverfahren werden nicht von rein medizinischen Aspekten beeinflusst. Ausschlaggebend sind ebenso nicht-medizinische Faktoren. Das Wissen darüber und der Anspruch einer möglichst nachvollziehbar objektiven Entscheidungsfindung stellen die Grundlage der notwendigen Diskussion mit Patienten, Angehörigen und im Behandlungsteam dar. Kommunikation auf verschiedenen Ebenen ist notwendig.

Intensivmedizinische Therapiebegrenzung bedeutet nicht generell einen Therapieabbruch. Es darf keine Reduktion oder Beendigung von Intensivmedizin geben, ohne dass die Strategie und Taktik der Weiterbehandlung realisierbar ist. Dies ist der Aufruf zur Neudefinition der Behandlungsziele! Auch eine palliativmedizinisch ausgerichtete Patientenbetreuung kann unter Umständen die strukturellen Rahmenbedingungen der Intensivtherapie erfordern.

Literaturverzeichnis

Bauer AW:. Wann ist weniger mehr? Ethische Perspektiven der Akutmedizin im Alter. Anästh Intensivmed 2001, 42:766-774

Bayerisches Staatsministerium der Justiz: Vorsorge für Unfall, Krankheit und Alter durch Vollmacht, Betreuungsverfügung, Patientenverfügung. Verlag C.H. Beck, München, 9. Auflage 2005

Beauchamps TL, Childress JF: Principles of Biomedical Ethics. 3rd Edition, New York, Oxford, Univ Press, 1994

Brody H, Campbell ML, Faber-Langendoen K et al.: Withdrawing intensive life-sustaining treatment – recommendations for compassionate clinical management. N Eng J Med 1997, 336: 652-657

Deutsche Gesellschaft für Anästhesiologie und Intensivmedizin: Grenzen der intensivmedizinischen Behandlungspflicht. Anästh Intensivmed 1999, 40: 96-99

Dlubis-Dach J, Glogner P: Durch welche Faktoren werden Therapiebegrenzungen auf internistischen Intensivstationen beeinflusst? Ethik Med 2001, 13: 76-86

Fangerau H, Buchardi H, Simon A: Der Wille des Patienten: Das Dilemma der ungenutzten Möglichkeiten. Intensivmed 2003, 40: 499-505

Köhler H: Sterben lernen heißt leben lernen. Rede von Bundespräsident Horst Köhler bei der Fachtagung der Bundesarbeitsgemeinschaft Hospiz am 08.102005 in Würzburg

Lynn J, Harrell FE Jr, Cohn F et al: Prognoses of seriously ill hospitalized patients on the days before death: Implications for patient care and public policy. New Horizons 1997a, 5: 56-61

Mitscherlich A, Mielke F (Hrsg.): Medizin ohne Menschlichkeit. Dokumente des Nürnberger Ärzteprozesses. Frankfurt a.M. 1960, S. 272f.

Reiger J, Grimm G, Palasser A, Trattnig T, Vorderegger A: Der sehr alte, über 85-jährige Patient an einer medizinischen Intensivstation: Indikationen, Interventionen, Outcome. Intensivmed 2003, 40: 301-304

Schuster HP: Ethische Probleme im Bereich der Intensivmedizin. Internist 1999, 40: 260-269

Sprung CL, Cohen SL, Sjokvist P, Baras M, Bulow HH, Hovilehto S, Ledoux D, Lippert A, Maia P, Phelan D, Schobersberger W, Wennberg E, Woodcock T, for the Ethicus Study Group: End-of–Life Practices in European Intensive Care Units. The Ethicus Study. JAMA 2003, 290: 790-797

Steinhauser KE, Christakis NA, Clipp EC, McNeilly M, McIntyre L, Tulsky JA: Factors considered important at the end of life by patients, family, physicians, and other care providers. JAMA 2000, 284: 2476-2482

Ulsenheimer K.: Grenzen der Behandlungspflicht am Ende des Lebens. Palliativ 2002, 3, S1-S53

Wehkamp KH: Therapieverzicht - Dilemmata ärztlichen Entscheidens. in: Sterbehilfe - Handeln oder Unterlassen? hrsg. v. Illhardt FJ, Heiss HW, Dornberg M u.a.; Schattauer, Stuttgart 1997: 25-33

Wehkamp KH: Sterben und Töten - Euthanasie aus der Sicht deutscher Ärztinnen und Ärzte. Ergebnisse einer empirischen Studie. Berliner Medizinethische Schriften, Humanitas 1998, Heft 23

Wehkamp KH: Ethik der Heilberufe - Brücke zwischen Qualität und Ökonomie. Dtsch Ärztebl 2004, 101: A 2374–2378 [Heft 36]